CONTRIBUTION A L'ÉTUDE

DES

PLEURÉSIES SECONDAIRES CONSÉCUTIVES

A L'INFLAMMATION DE LA PAROI THORACIQUE

PAR

Joseph MASCLANIS

DOCTEUR EN MÉDECINE DE LA FACULTÉ DE PARIS

PARIS

ALPHONSE DERENNE

Boulevard Saint-Michel, 52

1881

CONTRIBUTION A L'ÉTUDE

DES

PLEURÉSIES SECONDAIRES CONSÉCUTIVES

A L'INFLAMMATION DE LA PAROI THORACIQUE

PAR

Joseph MASCLANIS

DOCTEUR EN MÉDECINE DE LA FACULTÉ DE PARIS

PARIS

ALPHONSE DERENNE

Boulevard Saint-Michel, 52

1881

A MON PÈRE, A MA MÈRE

Hommage de profonde reconnaissance.

A MES FRÈRES, A MES SŒURS

Sincère affection.

MEIS ET AMICIS

CONTRIBUTION A L'ÉTUDE

DES

PLEURÉSIES SECONDAIRES CONSÉCUTIVES

A L'INFLAMMATION DE LA PAROI THORACIQUE

INTRODUCTION.

Il y a bien des siècles que Celse a défini l'inflammation par quatre caractères symptomatiques qu'elle présente : *rubor, calor, dolor, tumor*. Follin la définit à peu près de même, puisqu'il dit que l'inflammation est : « l'état d'une partie rouge, chaude, tuméfiée, douloureuse et devenue le siège d'un travail particulier d'exsudation, ce dernier caractère séparant l'inflammation de la congestion simple. » Les progrès de l'histologie ont fait remplacer ces définitions par une définition anatomique et nous donnerons avec Cornil et Ranvier le nom d'inflammation « à la série des phénomènes provoqués dans les tissus ou organes vivants par l'action d'un agent irritant, physique ou chimique. »

A la suite de la première phase du processus inflammatoire que quelques auteurs ont désignée sous le nom *d'irritation nutritive*, l'inflammation peut avoir deux destinées différentes : 1° *la résolution*, c'est-à-dire le retour à l'état normal des parties enflammées ; 2° *la formation de produits nouveaux* qui sont ou du pus, ou des néo-membranes, ou des néoplasies, ou enfin des hypertrophies. Nous n'insisterons pas davantage sur ces divers phénomènes, nous sortirions du cadre que nous nous sommes tracé, et d'ailleurs c'est une question trop délicate pour qu'il nous soit permis de nous y arrêter plus longtemps.

Tout foyer inflammataire rayonne autour de lui avec plus ou moins d'intensité, et ce phénomène est tellement constant que quelques auteurs ont cru devoir le placer parmi les caractères loçaux de la phlogose. Ce fait s'observe du reste tous les jours en clinique ; né voit-on pas en effet à chaque instant chez les opérés des complications d'érysipèle, de phlegmon diffus, etc... ?

On s'est préoccupé avec raison de l'inflammation qui frappait tel ou tel organe, alors que déjà le processus évoluait où avait évolué dans un organe voisin. La sagacité des chirurgiens s'est exercée pour connaître très exactement les relations qui existaient entre ces deux foyers. C'est ainsi par exemple que pour l'épididymite qui survient consécutivement à une inflammation du canal de l'urèthre, diverses théories ont été soutenues pour expliquer cette propagation de l'inflammation. Les pathologistes anciens l'expliquaient par la doctrine de la *métastase*, c'est-à-dire par le transport de la matière morbifique d'un organe à un autre, les symptômes diminuant ou disparaissant dans le point primitivement atteint. La doctrine de la métastase est aujourd'hui détrônée par la doctrine de la *propagation par continuité des tissus.*

Quoi qu'il en soit des théories, l'extension de l'inflammation est un fait que l'on observe fréquemment dans la clinique et qui présente, par cela même, un grand intérêt ; si le chirurgien ne peut pas empêcher cette extension, il doit être prêt, du moins, à en combattre les effets, dès qu'ils se manifestent.

Nous allons étudier une de ces inflammations liées à l'existence d'un foyer primitif, et nous tâcherons de faire voir, que le processus inflammatoire tout en étant obligé de traverser des tissus différents, n'en arrive pas moins à former à une certaine distance, un foyer secondaire.

Le cas de pleurésie consécutive à un phlegmon de la paroi latérale du thorax, que nous avons observé dans le service de M. Lannelongue, a été le point de départ de ce travail ; nous l'avons entrepris, sur le conseil de notre excellent maître, qui nous permettra de lui exprimer ici toute notre reconnaissance pour l'affection qu'il nous a témoignée, et l'intérêt qu'il a pris à nos études.

Nous avons trouvé dans les auteurs quelques faits du même genre que celui que nous avons eu sous les yeux, et nous avons vu avec plaisir que nous pouvions nous appuyer sur l'autorité de chirurgiens tels que Velpeau et Broca. Cependant on parle assez peu de ce genre de pleurésies ; aussi croyons-nous qu'il ne sera pas superflu d'attirer l'attention sur cette complication possible des inflammations spontanées ou provoquées de la paroi thoracique, complication qui peut, à un moment donné, pour son propre compte, entraîner la mort du malade.

HISTORIQUE

Les recherches historiques que nous avons faites sur la question qui nous occupe, n'ont pu remonter très loin, puisque on a nié longtemps la propagation de l'inflammation, surtout lorsqu'on la voyait atteindre des organes de constitution différente. Dans les auteurs du siècle dernier, on ne cite pas d'exemples de pleurésies s'étant développées consécutivement à une inflammation des parois thoraciques. Morgagni (1) parle pourtant d'un cancer du sein non opéré qui avait envahi toute l'épaisseur de la paroi thoracique ; la plèvre avait été atteinte à son tour par la maladie, et on avait pu constater à l'autopsie les signes d'une pleurésie récente. Le même auteur parle encore d'un cancer volumineux de l'aisselle qui avait été opéré par Charburius de Turin ; la gangrègne s'empara de la plaie, détruisit le grand pectoral et les intercostaux, la plèvre fut dénudée et la malade succomba à une pleurésie aiguë. Mais dans ce cas, la plèvre, ayant été mise directement au contact de l'air, s'était probablement enflammée par ce fait même, et on peut contester qu'il y ait eu propagation véritable.

Velpeau, dans son ouvrage sur les tumeurs du sein, et dans les articles (*Aisselle* et *mamelles du dict. en* **30** *vol.*) signale l'existence de ces pleurésies secondaires. Il rap-

1. Morgagni, *de sedibus,* etc. *epistola* 50, § 48.

porte (1) l'observation d'une femme de 58 ans, qui entra dans son service à la Charité, pour un cancer du sein gauche, de forme anormale, à évolution lente ; elle succomba à une pleurésie constatée par l'autopsie. On trouva un épanchement considérable dans la plèvre droite, et la cavité pleurale gauche était effacée par des adhérences.

A l'article *pleurésie du Dict. de médec. et chirurg. prat.* Cruveilhier dit aussi que la pleurésie peut succéder à un cancer du sein. Ce même auteur considère (2) comme le résultat de la propagation lente de l'inflammation, l'adhésion qui préside à l'oblitération des cavités séreuses, lorsqu'un abcès viscéral s'ouvre à l'extérieur sans produire d'épanchement.

Gerdy (3) avait aussi observé cette extension de l'inflammation dans certaines circonstances : « Les abcès circonvoisins ou de voisinage, dit-il, sont si communs et encore si peu connus que je crois devoir les décrire à part pour les signaler plus fortement à l'attention. »

Dans un mémoire fort remarquable, publié dans les *Archiv. de médec.* (1850), Broca établit d'une façon très nette, en donnant des observations à l'appui, les rapports qui existent entre certaines pleurésies et les opérations pratiquées dans les régions de l'aisselle et du sein.

Un médecin militaire, Leplat (4), alors agrégé au Val-

1. Velpeau. *Traité des tumeurs du sein.*
2. *Annal. path. génér.* t. I p. 274 et suiv., 1849.
3. *Chirurgie pratique* t. II p. 192, 1852.
4. *Archiv. génér. de médec.* T. I, p. 403, (1865).

de-Grâce, attire l'attention, dans un mémoire également très bien fait, sur les inflammations de la plèvre, qui peuvent, par propagation, se transmettre à la paroi thoracique et y déterminer la formation d'abcès.

ANATOMIE

Nous allons rappeler en quelques mots les notions anatomiques concernant la poitrine. C'est une cavité intermédiaire au cou et à l'abdomen, destinée à loger le cœur et les poumons. Elle est circonscrite en avant par le sternum, en arrière par la colonne vertébrale et latéralement par les côtes, qui forment la cage thoracique.

Cette cage thoracique présente deux orifices : l'orifice supérieur qui donne passage à la trachée artère, à l'œsophage ainsi qu'aux gros vaisseaux du cou, et aux nerfs pneumogastriques et grands sympathiques ; l'orifice inférieur ou base du thorax, qui donne attache en dedans, au muscle diaphragme.

La région sternale est formée par le sternum, les articulations chondro-sternales et les parties molles qui les entourent.

La charpente de la région costale est formée par douze côtes, dont le relief est très accusé chez les sujets maigres. Les côtes sont séparés l'une de l'autre par des espaces remplis par une double couche musculaire : ce sont les espaces intercostaux ; dans chacun d'eux, se trouvent une artère, deux veines et un nerf. En dehors des muscles intercostaux, existe une couche de tissu cellulaire lâche, qui les sépare des muscles grand et petit pectoral, grand dentelé, grand droit de l'abdomen et grand dorsal. Les muscles intercostaux sont recouverts par un mince feuillet aponévrotique, et entre chaque couche de muscles existe une couche de tissu cellulaire lâche. A leur partie interne, existe encore une couche abondante de tissu cellulaire, dit sous-pleural. On rencontre ensuite la plèvre, constituée par deux feuillets, formant une cavité, virtuelle à l'état normal.

La région mammaire, chez l'homme, présente peu d'intérêt. Chez la femme, elle est très importante, considérée, tant au point de vue physiologique, qu'au point de vue pathologique. Elle est en effet le siège d'inflammations et de tumeurs de toute sorte. La région mammaire présente en procédant, de dehors en dedans, les couches suivantes : la peau, une couche graisseuse sous-cutanée, la glande mammaire, une couche graisseuse sous-mammaire, une couche celluleuse, l'aponévrose du grand pectoral, le grand pectoral, et les espaces intercostaux.

Mentionnons ici aussi la région axillaire, qui a bien son importance dans la question que nous traitons. L'aisselle est une cavité située entre le thorax et la racine du membre supérieur ; elle a la forme d'une pyramide quadrangulaire, dont les parois sont : antérieure ou pectorale ; interne ou thoracique ; externe ou scapulo humérale ; postérieure ou scapulaire. La base répond à la peau et le sommet à l'apophyse coracoïde. On trouve dans cette cavité une grande quantité de tissu cellulaire, et comme organes : les vaisseaux axillaires, les nerfs du plexus brachial, et des ganglions lymphatiques.

DIVERS PROCESSUS INFLAMMATOIRES,
SIÉGEANT EN UN POINT DE LA PAROI THORACIQUE, PEUVENT
PRODUIRE DES PLEURÉSIES.

« Les contusions violentes du thorax peuvent être la
« source d'accidents inflammatoires tels que périostite,
« ostéite, pleurésie » (1). Mais le plus souvent c'est à la
suite de phlegmons, ou d'abcès froids, qu'on voit la pleurésie se manifester secondairement.

La situation de ces abcès sera évidemment à considérer,
et si on a affaire par exemple à des abcès péri-pleuraux,
rétro-sternaux, sous-mammaires, ou axillaires, la complication de pleurésie sera plus à redouter. Mais nous ne
nions, pour aucune inflammation de la paroi thoracique,
quel que soit son siège, la propriété qu'elle possède de s'é-
tendre et d'arriver jusqu'à la plèvre. Ainsi par exemple,
les anthrax peuvent être indirectement la cause de pleurésies, en étant le point de départ de véritables abcès se formant à proximité de la tumeur, siégeant au-dessous d'elle,
et pouvant s'étendre en profondeur. A plus forte raison, la
périostite des côtes et du sternum, l'ostéite peuvent être la
source de pleurésies.

Quant aux tumeurs développées sur la mamelle (cancer, hypertrophie, etc.) elles ne deviennent guère la cause
de pleurésies, qu'après les opérations pratiquées pour leur

1. Duplay. *Patholog. externe*, t. V, p. 406.

ablation, bien que il y ait des cas cependant, où le cancer non opéré a produit l'inflammation de la plèvre; tel est le cas cité par Velpeau. Du reste, que l'inflammation soit spontanée ou provoquée, l'évolution du processus est la même.

DE LA PROPAGATION DE L'INFLAMMATION

EN GÉNÉRAL

Tous les tissus de l'économie ne sont pas également disposés à subir les phénomènes du processus inflammatoire ; il y a pour chacun d'eux, ce que Broca a fort heureusement appelé la *susceptibilité inflammatoire*. Follin classe les tissus de la manière suivante en plaçant en dernier lieu ceux qui sont le plus réfractaires aux inflammations :

1° Muqueuses et peau ; 2° tissu cellulaire, séreuses, poumons : 3° os, périoste ; 4° quelques vicères tels que reins, foie, cerveau, rate ; 5° muscles et nerfs. Il ne nie d'ailleurs pour aucun d'eux la propriété qu'ils ont de s'enflammer.

Déjà, Hunter, en 1794, avait reconnu aussi que si toutes les parties sont susceptibles de s'enflammer elles ne le sont pas toutes au même degré, que le tissu cellulaire par exemple, occupe le premier rang ; il dit que la continuité des tissus est à peu près indispensable pour l'extension de la phlogose.

Il ne cherche pas à se rendre compte du fait en lui-même, il n'y voit qu'un profond mystère et il l'explique par *sympathie de continuité*. Il ajoute que cette irradiation de l'inflammation ne s'opère généralement que dans la continuité d'un même tissu ; pour lui, lorsqu'une inflammation partie d'un organe, arrive au contact d'un autre organe, de structure différente, elle s'arrête *devant cette barrière*; cela tient, dit-il, à ce que les parties dissimilaires ne sympathisent pas entre elles par continuité.

Pour Bichat, les barrières organiques telles que les entendait Hunter n'existent plus; mais pour lui, l'inflammation diffère essentiellement dans chaque tissu; elle a, par cela même, peu de tendance à se propager aux tissus voisins, et il donne, pour soutenir sa théorie, des exemples, qui sont loin d'être heureux. Il cite les inflammations de l'arachnoïde, qui, d'après lui, ne se transmettent pas au cerveau, celles du poumon qui ne se transmettent pas à la plèvre. Cette question de la propagation de l'inflammation, est un peu confuse dans son esprit; il dit que c'est par le tissu cellulaire que l'inflammation se propage, mais il dit aussi que c'est ce tissu cellulaire qui dans certains cas, limite cette inflammation.

Wilson Philips, qui ne connaissait pas les communications capillaires entre certains organes contigus, fut très embarrassé pour expliquer la propagation de l'inflammation, et c'est au système nerveux qu'il accorde avec Bordeu la propriété de transmettre l'inflammation.

En 1821, un autre auteur anglais, James d'Exeter, qui ne comprenait pas non plus pourquoi l'inflammation se propageait dans certains cas, et restait limitée dans d'autres, divisa les inflammations en deux classes : les unes qui sont disposées à s'étendre, et les autres qui tendent à se circonscrire. Voilà une explication qui ne satisfait guère l'esprit.

Hardy et Béhier (1) disent que l'inflammation peut être circonscrite ou diffuse, qu'elle peut s'étendre en surface ou en

1. Pathologie int. 1re édition, t. II p. 59.

épaisseur, qu'elle peut passer d'un organe à un autre, mais ils ne disent pas par quel intermédiaire s'opère cette extension.

Nous n'avons pas la prétention, dans notre modeste travail, de résoudre cette question de la propagation de l'inflammation, qui a occupé et embarrassé des esprits aussi distingués. Nous tâcherons de donner quelques explications à ce phénomène de l'extension des phlegmasies, laquelle n'est point une vue théorique, mais bien un fait clinique.

Avec Broca (1) nous dirons que « toute inflammation « qui est la conséquence d'une autre inflammation mérite « le nom d'inflammation secondaire. »

Cet auteur reconnaît que l'inflammation secondaire peut se produire de deux manières bien distinctes: 1° par propagation directe, c'est-à-dire par l'extension pure et simple du foyer primitif ; 2° par le transport ou la migration de matières irritantes qui émanent du foyer inflammatoire et qui déterminent à distance une inflammation nouvelle dans un ou plusieurs des points de leur trajet.

La nature des tissus que rencontrera l'inflammation, aura une influence sur la marche de cette inflammation. D'une manière générale, on peut dire que l'inflammation développée autour d'une collection purulente par exemple, aura toujours une plus grande tendance à se propager, si elle est voisine de tissus, tels que la peau, les muqueuses, les séreuses, etc. ; mais pour si réfractaires que soient les tissus, s'ils restent longtemps en contact avec les organes enflammés, ils finiront bien par se ressentir de ce voisinage, et par s'enflammer eux-mêmes.

1. Broca, loc. cit.

Broca, dans son *Mémoire*, arrive à cette conclusion que ce sont les vaisseaux capillaires qui peuvent seuls propager l'inflammation. Cette opinion compte encore de nombreux partisans, et ce fait que l'on constate tous les jours, à savoir qu'un tissu qui est très vasculaire a toujours une grande tendance à s'enflammer, ne contribue pas peu à la faire accepter. Malgré cela, les recherches qui ont été faites depuis quelques années sur les lymphatiques, tendent à faire admettre que c'est dans ces vaisseaux que l'on trouve aussi le mode de propagation de l'inflammation. « Les grandes « cavités séreuses, disent Cornil et Ranvier (1), si elles « présentent des dispositions très complexes, au point de « vue de l'anatomie descriptive, n'en sont pas moins cons- « truites sur le même type histologique et celui-ci est très « simple : une couche de tissu conjonctif dense, tapissée « par une seule rangée de cellules épithéliales aplaties.... « Le tissu conjonctif qui constitue la paroi des séreuses, « contient une très grande quantité de vaisseaux lympha- « tiques, dont les plus superficiels, sont situés immédiate- « ment au-dessous de l'épithélium », et un peu plus haut : « or dans ces cavités séreuses, on a pu reconnaître par des « expériences une communication directe de la cavité avec « les vaisseaux lymphatiques voisins. »

Nous ne pouvons pas dire si la propagation de l'inflammation se fait toujours par le système des vaisseaux lymphatiques, ou par le système des vaisseaux capillaires. Il est probable que, selon le cas, la propagation de l'inflammation se fait par l'un ou l'autre de ces systèmes.

1. Cornil et Ranvier. *Histologie normale et pathologique.*

S'il s'agit de propagation directe, c'est-à-dire d'extension simple du foyer primitif, ce sera le système des vaisseaux capillaires qui servira d'intermédiaire ; et s'il s'agit de propagation par le transport ou la migration de matières irritantes émanant du foyer inflammatoire, ce seront les lymphatiques qui serviront d'intermédiaire.

Quant au tissu cellulaire, il n'a pas évidemment la propriété de transmettre par lui-même l'inflammation, mais sa structure lui permet d'en transporter ou d'en laisser passer les produits.

Le foyer primitif d'une inflammation, et le foyer secondaire produit à distance sont souvent réunis par des tissus différents. Il s'agit de savoir la part que prennent ces tissus à la phlogose ; c'est ce que nous allons examiner.

L'inflammation qui envahit les tissus voisins par l'intermédiaire soit des vaisseaux lymphatiques, soit des vaisseaux capillaires y produit des phénomènes différents suivant la *susceptibilité inflammatoire* de ces tissus, nous l'avons déjà vu. Elle ne produit que des lésions peu importantes dans les organes fibreux ou musculaires, à moins toutefois que sa durée ne soit très longue.

Il est facile de comprendre que l'inflammation partie d'un organe quelconque, et arrivée dans un organe appartenant aux dernières classes établies par Follin (muscles, membranes fibreuses) sera diminuée en traversant cet organe si réfractaire à la phlogose. Mais elle existera tout de même, et si l'organe réfractaire est voisin d'une partie très susceptible, comme par exemple une membrane séreuse ou une couche de tissu cellulaire lâche, l'inflammation trouvant un terrain très favorable, augmentera considérablement d'intensité ; elle pourra devenir aussi importante et même plus importante que l'inflammation primitive, et cela parce que l'inflammation est naturellement disposée à s'étendre et à gagner les tissus voisins.

On objectera peut-être que souvent à l'autopsie on peut trouver deux foyers inflammatoires, qui sont assez voisins, et qui cependant paraissent bien distincts l'un de l'autre, puisque on ne remarque entre eux aucune communication. Cette communication existe pourtant, puisque dans des cas identiques, on a pu l'observer. Si on ne peut pas la constater chaque fois, c'est qu'elle ne laisse pas toujours des traces de son passage, sur des organes comme les muscles par exemple, où il est impossible de reconnaître l'inflammation au premier degré.

DE LA PROPAGATION DE L'INFLAMMATION A LA PLÈVRE

La plèvre, comme toutes les membranes séreuses est éminemment apte à s'enflammer soit primitivement, soit secondairement. Nous rappellerons pour mémoire, les pleurésies qui succèdent souvent à la pneumonie lobulaire ou non circonscrite, à des tubercules pulmonaires, à la rupture d'une caverne tuberculeuse, à la gangrène circonscrite des poumons, à la péritonite. Tout le monde sait que la pleurésie s'observe très fréquemment pendant le cours ou au déclin des maladies éruptives, scarlatine, rougeole et variole. La pleurésie peut aussi se développer dans le cours de l'érysipèle. M. le professeur Gosselin (1) a vu survenir une pleurésie double avec épanchement séreux qui s'est promptement terminée par la mort, chez un individu qu'il avait opéré d'anus contre nature, à l'hôpital Cochin, et chez lequel l'opération s'était compliquée d'érysipèle. La pleurésie se développe encore sous l'influence de la puerpéralité. Le mode de production de ces pleurésies ne ressemble pas, au moins pour quelques-unes, au mode d'action d'après lequel se développent les pleurésies dont nous nous occupons. Nous avons voulu montrer, en les rappelant, la facilité avec laquelle s'enflamme la plèvre. On ne trouvera pas étonnant que, cette membrane séreuse étant dans le voisinage d'un foyer inflammatoire, subisse très facilement l'influence de ce voisinage. Il est évident que les inflammations qui prendront naissance sur les parties les plus externes de la paroi thoracique, auront souvent de la difficulté à arriver jusqu'à la plèvre, à cause des obstacles, tels que aponévroses, muscles, qui arrêteront pour un temps la phlogose, et qui dans bien des cas empêcheront son extension.

Que l'inflammation soit primitive ou provoquée, comme dans les cas d'opérations pratiquées sur un point de la région, le phénomène qui se produit est absolument le même.

Broca, dans son mémoire, démontre bien que les pleurésies survenues à la suite d'opérations pratiquées dans les régions du sein ou de l'aisselle, sont le résultat d'une propagation directe et qui se fait par l'extension pure et simple du foyer primitif. Ce savant chirurgien rapporte

1. *Nouveau dict. de médec. et de chirurgie.*

que pendant la durée de son internat, il vit succomber dix malades à la suite d'ablations de tumeurs du sein ou de l'aisselle. Sur ces dix malades, il constata cinq fois une pleurésie plus ou moins aiguë. Il relate également une autopsie qu'il fit d'une femme qui avait subi deux opérations successives pour un cancer de la mamelle, et qui était morte, quelques mois après, d'une suppuration interminable du creux axillaire. Il existait chez elle des adhérences déjà anciennes entre le poumon et la paroi thoracique ; ces adhérences étaient parfaitement circonscrites et ne dépassaient pas les limites de la partie où l'opération avait été pratiquée. Il cite encore le cas d'une femme, qui cette fois n'avait pas subi d'opérations, mais qui malgré cela, pendant le cours d'une mammite aiguë, avait présenté tous les signes d'une pleurésie ; elle fut traitée activement et guérit très bien. Nous reproduisons cette observation. En rapportant ce dernier fait, Broca constate que l'attention dés auteurs n'a pas été encore appelée sur ces cas de pleurésie et sur les relations qui les unissent à l'inflammation de la paroi thoracique. Comme nous l'avons vu, il n'est pas étonnant, vu la communication qui existe entre les tissus, que ces inflammations se propagent à la plèvre ; ce qui nous étonne bien davantage, c'est qu'on n'ait pas plus souvent constaté la pleurésie, à la suite de phlegmons ayant une tendance considérable à s'étendre, en profondeur comme en largeur. Cela tient sans doute à ce que souvent cette lésion existe sans que le médecin la constate, soit que la maladie demeure à l'état latent, soit que quelquefois, elle ne soit pas remarquée, faute d'observation suffisante.

Dans l'article *aisselle du Dict. en* 30 *volumes*, Velpeau appelle l'attention sur cette conséquence trop souvent négligée : « A voir le silence que gardent les auteurs sur les « terribles effets des abcès de l'aisselle, on serait porté à « en nier la fréquence. Rien n'est plus commun cependant. Le peu d'attention qu'on leur accorde générale- « ment tient sans aucun doute à ce que leur véritable « mécanisme n'en avait pas été saisi. »

« Quand on les étudiera avec plus de soin, on acquerra facilement la preuve que la mort qu'ils entraînent parfois est causée plus souvent qu'on ne pense par les abcès de poitrine.... Deux fois j'ai vu les grands abcès de l'aisselle amener un épanchement pleurétique mortel, par simple transmission médiate. »

Mais les accidents ne sont pas toujours, il s'en faut, aussi graves que le dit Velpeau ; souvent même, comme nous venons de le dire, ce sont des pleurésies qui passent inaperçues, et ce qui donne la preuve de leur existence, ce sont les fausses membranes, les adhérences parfois très étendues qu'on trouve à l'autopsie d'individus chez lesquels on n'avait jamais constaté de pleurésie antérieure. Nous en donnons comme exemple, deux des observations que nous citons.

L'aisselle n'est pas la seule région de la poitrine où les inflammations entraînent de pareilles conséquences. A propos des opérations pratiquées sur la mamelle, voici ce que dit encore Velpeau, dans son *Traité des maladies du sein* : « Il se fait quelquefois dans la plèvre correspondante, chez « les opérées de tumeurs du sein, des épanchements qui « m'ont paru naître de deux manières : 1° sourdement,

« sans symptôme inflammatoire assez sérieux pour éveiller
« l'attention et comme si le travail pathologique était venu
« de la plaie par continuité ; alors néanmoins, la malade
« n'est point restée sans fièvre ; le pouls a conservé ou
« repris de la fréquence sans cesser d'être petit ou faible ;
« si l'on y fait attention, on voit que la femme respire mal
« ou qu'elle pâlit ; mais, comme la présence d'une plaie
« peut, à la rigueur, expliquer de pareils symptômes, il se
« peut que l'accident ne soit pas reconnu dès le principe ;
« 2° ces épanchements naissent le plus souvent ...ce les
« signes ordinaires de la pleurésie : un frisson, puis de la
« douleur, en même temps que la fièvre et de l'anxiété
« fixent d'abord l'attention. *C'est tantôt, la plaie même*
« *qui par son voisinage, amène évidemment l'inflam-*
« *mation interne* ; d'autres fois, au contraire, l'opération
« n'est là qu'à titre de cause prédisposante, et la pleurésie
« reconnaît comme cause occasionnelle, soit un refroidis-
« sement, soit un écart de régime. C'en est assez pour que
« le chirurgien prenne sous ce rapport les précautions
« convenables au moment des pansements. »

Velpeau a bien soin de faire observer, qu'il ne parle ni
des pleurésies, ni des épanchements dus à une infection
purulente, à une récidive intérieure, ou à une infection
générale du cancer. Il reconnaît l'embarras dans lequel se
trouve le praticien pour constater ces pleurésies qui se
montrent à la suite des inflammations traumatiques de la
région thoracique, la plaie gênant en effet considérablement l'auscultation et la percussion.

Ce que Velpeau dit à propos des régions du sein et de l'aiselle, Marjolin (1) l'applique d'une façon générale à toute la paroi thoracique. Il explique la marche que suivent quelques-uns des abcès qui s'y forment. « Mais quand le « pus s'amasse sous l'un des larges muscles qui recouvrent « le thorax, qu'il soit venu de l'aisselle ou du cou, ou « bien qu'il ait été formé sur place, il envahit les lames « cellulaires qui séparent les muscles entre eux, opère de « larges décollements et s'étend bientôt jusque sur la sur- « face externe des côtes et des muscles intercostaux. Alors « par son contact prolongé, il peut enflammer le périoste « des côtes et des muscles intercostaux et arriver jusqu'à « la surface externe de la plèvre qui seule l'empêche de « pénétrer dans la poitrine. »

Ainsi donc une inflammation ayant pris naissance dans une partie de la paroi thoracique peut s'étendre en tous sens, en profondeur comme en largeur, pas aussi faci- lement sans doute, à cause de la différence des tissus qu'elle rencontrera, mais à la longue, l'extension de la phlogose se fera, les tissus réfractaires n'ayant pour effet que de retarder l'évolution du processus inflammatoire.

Du reste, ce n'est pas seulement la plèvre qui a le pri- vilège de s'enflammer ainsi secondairement, et d'être en quelque sorte toujours en danger d'être atteinte lorsqu'une inflammation quelconque évolue à son voisinage. Le péri- toine n'est-il pas dans les mêmes conditions, lorsque de grandes suppurations se produisent dans les parois abdo- minales ? Et les abcès péri-articulaires qui se montrent dans les cas de tumeurs blanches ne prouvent-ils pas cette soli-

1. Dict. en trente vol.

darité qui existe entre l'inflammation de la synoviale, et l'inflammation des parties qui l'entourent ? Sans doute, dans ce cas, c'est la synovite qui a été le point de départ des abcès, et non les abcès qui ont été cause de la synovite ; mais le phénomène qui se produit est exactement le même ; c'est l'inflammation qui se propage. Voilà pourquoi, nous ne croyons pas étranger à notre sujet, de rappeler, en quelques lignes, les observations que Leplat rapporte dans son mémoire, pour prouver que souvent les abcès de la paroi thoracique n'ont d'autre origine qu'une pleurésie. Cette opinion de Leplat avait d'ailleurs été en partie exprimée par Velpeau (1) qui avait pu observer une malade chez laquelle une violente pleurésie avait été évidemment la source d'un phlegmon sous-mammaire. Ce chirurgien a vu aussi ces sortes de phlegmons survenir à l'occasion d'épanchements de pus, de sang, de sérosité dans la plèvre, chez plusieurs individus. Or que la propagation de l'inflammation se fasse de dehors en dedans, ou de dedans en dehors, il nous semble qu'il n'y a pas une grande différence, l'intermédiaire par lequel se fait la propagation étant sans doute le même.

Un des intermédiaires que nous avons admis, pour la propagation de l'inflammation, étant les lymphatiques, on nous objectera peut-être que, si la pleurésie qui est consécutive à une collection purulente, n'est pas elle-même purulente, la transmission par les lymphatiques est peu probable. Dans ce cas, comme dans les autres, la pleurésie simple est le résultat immédiat de l'inflammation de la sé-

1. *Loc. cit.*

reuse. Cette dernière peut en rester là, ou devenir purulente ; mais ce résultat n'est pas fatal. La terminaison de
l'inflammation n'est pas toujours un abcès, quel que soit le
tissu qui est atteint. Nous croyons bon, à ce sujet, de rappeler la théorie de Dolbeau (1) à propos des phlegmons de
l'avant-bras, théorie qui nous semble applicable à l'inflammation de la plèvre, dans le cas dont nous parlons. D'après
Dolbeau, en effet le phlegmon antibrachial n'est pas toujours le résultat de la propagation de bas en haut, d'un
phlegmon suppuré des gaines digitales. Dans certaines circonstances, la phlegmasie antibrachiale a bien eu pour
racine la blessure du doigt, mais ce n'est pas l'extension ou
la propagation du pus de bas en haut qui peut expliquer
l'existence isolée d'un abcès occupant la partie supérieure
de l'avant-bras. Plusieurs chirurgiens ont aussi admis que
les abcès de l'avant-bras avaient pour cause, non pas la
migration du pus, mais bien l'extension de l'inflammation
primitive. C'est ce qui se passe pour la plèvre ; il y a d'a-
bord, tout simplement extension de l'inflammation primitive. La purulence vient ensuite, ou ne vient pas. C'est
dans ces derniers cas qu'on voit la pleurésie rester simple,
bien qu'elle soit consécutive à une collection purulente.
Une pleurésie simple peut être le résultat d'un abcès, tout
aussi bien qu'un abcès peut être la conséquence d'une
pleurésie simple.

On peut demander pourquoi dans certains cas, l'inflammation reste stationnaire, puisque évidemment tous les abcès des parois thoraciques ne donnent pas lieu à des pleu-

1. Dolbeau. *Bulletin de thérapeutique*, 1872.

résies, tandis que dans d'autres, nous nous occupons de ceux là, elle s'étend indéfiniment et arrive jusqu'à la plèvre. Dans toutes les circonstances possibles, l'inflammation est évidemment la même, et s'il y a des cas où elle a une tendance à devenir diffuse, il y a des raisons, que l'on trouve, croyons-nous dans l'état général du sujet. De même que pour l'inflammation primitive en général, il faut qu'il y ait une certaine prédisposition, que M. le professeur Jaccoud appelle l'*opportunité organique*. Cette opportunité se rencontre dans des états constitutionnels, tels que la scrofulose, la tuberculose, l'herpétisme, etc.

Tout le monde sait que sous l'influence d'une cause légère, une réaction violente se développe chez un sujet, alors que chez un autre, cette cause ne produirait rien. On retrouve cette opportunité organique dans certaines maladies typhiques ou virulentes, dans lesquelles l'organisme déjà malade semble disposé à la diffusion de l'inflammation.

Deuxième mode de propagation; ouverture des abcès dans la plèvre.

En dehors de l'extension pure et simple de l'inflammation, il peut arriver que les collections purulentes formées dans un point des parois thoraciques, dans la région de l'aisselle particulièrement, viennent à s'ouvrir dans la cavité pleurale. Ces abcès agissent alors sur la séreuse d'une façon immédiate, par le pus qu'ils renferment; ils produisent d'emblée des pleurésies purulentes. « Dans « la plupart des auteurs de chirurgie, disent Roux et Bé- « rard (1), on rapporte le cas du fils de J. L. Petit chez

1. Article *Abcès*. Dict. en 30 vol.

« qui le pus d'un abcès placé sous l'aisselle, se fit jour
« dans la poitrine, et certes ce fait n'est pas unique ; des
« faits à peu près semblables ou fort analogues ont été ob-
« servés ou cités par Fabrice de Hilden, Callisen, La-
« motte ». A l'article *Mamelles*, dans le même ouvrage,
Velpeau dit aussi avoir vu des abcès du sein s'ouvrir dans
la cavité pleurale et déterminer une pleurésie. Des faits
semblables ont été mentionnés par d'autres auteurs. Voici
ce que dit Chassaignac (1) à ce sujet : « l'altération osseuse
« est-elle plus profonde et plus étendue, le pus fusant
« entre les muscles intercostaux, peut venir faire saillie à
« la partie antérieure du thorax, sur les côtés du sternum
« comme cela a lieu quelquefois dans le mal de Pott, ou
« bien le liquide purulent s'accumule au-dessous de la
« plèvre (abcès sous-pleuraux).

« Le plus ordinairement, la portion de la plèvre en
« contact avec un abcès lié à une carie des côtes s'en-
« flamme, s'épaissit par l'addition de couches pseudo-
« membraneuses, et s'indure dans le tissu cellulaire qui
« le recouvre, de manière à empêcher la pénétration du
« pus dans la cavité de la séreuse. Les seuls accidents
« que l'on observe alors dépendent du plus ou moins de
« compression du poumon.

« Mais si cette inflammation protectrice n'a pas le temps
« de se produire, quand la plèvre est décollée dans une
« plus ou moins grande étendue par exemple, une perfora-
« tion peut avoir lieu, qui produit tous les accidents de
« l'empyème purulent. Il résulte de là, que si l'abcès est
« ouvert, il pénètre jusque dans la cavité pleurale. »

1. Chassaignac. *De la suppuration et du drainage.*

En effet dans la plupart des cas d'abcès sous-pleuraux, la plèvre subit, par le fait même de leur voisinage, des modifications qui opposent à la perforation, une barrière souvent infranchissable. Ainsi elle augmente d'épaisseur, il s'établit entre ses deux feuillets des adhérences dans une certaine étendue et qui quelquefois parviennent à oblitérer complètement la cavité de la plèvre, comme le prouve une observation que nous citons et que nous empruntons à la thèse du Dr Guérineaud (Paris, 1859).

Mais si la plèvre est libre d'adhérences, et que le foyer purulent n'étant pas ouvert à l'extérieur, l'inflammation persiste à se propager vers la plèvre, il est facile de se rendre compte de ce qui se produit : le pus s'ouvre un passage à travers cette membrane.

Dans ce deuxième genre de faits, l'inflammation n'est pas propagée à proprement parler, puisque c'est le pus qui agit directement sur la séreuse ; malgré cela, nous avons cru ne pas devoir passer sous silence des faits aussi intéressants, dans un sujet où il était question du retentissement sur la plèvre des inflammations des parois thoraciques.

OBSERVATIONS

Observation I

(Recueillie dans le service de M. Lannelongue).

Le nommé Marie-Louis, âgé de 11 ans, entre le 7 décembre 1880 dans le service de M. Lannelongue. Cet enfant a de bons antécédents personnels ; il ne présente pas de traces de scrofule. Vers l'âge de 8 ans, il a eu la rougeole suivie d'une bronchite de longue durée.

Père et mère bien portants.

Au commencement d'octobre 1880, l'enfant, dans une dispute avec ses camarades, reçut un coup violent d'une masse de terre glaise dans la partie moyenne de l'omoplate gauche. La mère rattache à cet accident l'abcès qui a évolué plus tard.

Le 21 novembre. — L'enfant fut pris de douleurs vives dans le bras et dans la région axillaire ; ces douleurs diminuèrent bientôt, mais à ce moment la mère s'aperçut d'une tumeur existant dans la région axillaire, vers la partie moyenne du bord externe de l'omoplate.

Cette tumeur, grosse comme un œuf de poule, au moment où on la remarqua, augmenta de volume tous les jours, s'étendant en largeur, en même temps qu'elle grossissait. De plus à son niveau, la peau devint rouge, chaude. L'enfant resta quelques jours avec une fièvre assez intense. Les cataplasmes, les onctions d'onguent napolitain dont on usa largement, ne firent point diminuer la tumeur.

C'est à ce moment que l'enfant fut admis à l'hôpital Trousseau, dans le service de M. Lannelongue.

La tumeur offrait tous les caractères d'un phlegmon de la région latérale de la paroi thoracique, phlegmon assez étendu, au niveau duquel la peau était rouge, chaude, un peu amincie.

L'état général est assez mauvais; cet enfant est pâle, amaigri, ses membres surtout sont très grêles.

Le thermomètre révèle le soir un peu d'élévation de la température; le matin, l'enfant est sans fièvre.

L'examen du thorax ne révèle rien du côté des organes thoraciques.

Le 12. — L'abcès, gros comme une tête de fœtus, est ouvert; il s'échappe une quantité assez considérable d'un pus blanc, jaunâtre, crémeux, bien lié. Le stylet, introduit dans la cavité, ne fait découvrir aucune lésion osseuse appréciable des côtes voisines.

La cavité est vidée, lavée à l'acide phénique avec grand soin. Un drain est laissé à demeure, et par dessus, on applique le pansement de Lister.

Les jours suivants, la suppuration paraît franchement établie.

Le 18. — Cependant, on remarque que les bords de la plaie sont un peu grisâtres, mais une application de perchlorure de fer, deux fois répétée, fait disparaître le mauvais état de la plaie.

La suppuration est toujours abondante.

L'état général ne s'améliore pas.

Le 29. — L'enfant est pris de frissons; il a de la dyspnée et de la fièvre.

L'examen du thorax fait reconnaître une pleurésie gauche avec épanchement peu abondant.

Le 30. — Les signes de la pleurésie s'accentuent de plus en plus. Le thorax est immobilisé du côté malade et la fièvre persiste avec exaspération vespérale. Les vibrations thoraciques sont abolies dans le tiers inférieur du côté gauche de la poitrine, et à ce niveau il y a de la matité.

A l'auscultation, on n'entend plus le murmure vésiculaire; il est remplacé par un souffle doux et lointain.

Pas de déplacement du cœur.

Deux vésicatoires sont successivement appliqués, mais sans grand résultat.

Le malade est toujours dans une demi-somnolence, la dyspnée persiste. A ce moment (4 janvier) elle semble augmenter ; la température s'élève davantage, puisqu'elle atteint le soir jusqu'à 40°.

Cette élévation de la température, l'état général qui semble s'aggraver, font redouter une pleurésie purulente.

Le 8 janvier. — La dyspnée est considérable ; la pointe du cœur est un peu déplacée. On pratique la thoracentèse qui donne issue à une assez petite quantité de liquide (150 grammes environ) citrin, un peu louche.

Le lendemain, l'enfant est soulagé ; il respire plus librement.

Mais les jours suivants l'épanchement se reproduit, la ligne de matité remonte. L'état général est mauvais. Le malade excessivement amaigri, se cachectise de plus en plus. Il a des eschares au sacrum et au niveau du grand trochanter, du côté gauche.

Pendant l'évolution de la pleurésie, la suppuration fournie par le phlegmon de la paroi thoracique, s'est tarie peu à peu ; les bords de la plaie se sont rapprochés, et vers le 5 janvier, on cesse tout pansement que l'on remplace par des bandelettes de diachylon.

La pleurésie cependant ne marche pas vers la guérison : matité considérable, souffle, égophonie. Pointe du cœur légèrement déviée à droite.

Le 22 janvier. — Une deuxième ponction donne issue à 350 grammes environ d'un liquide assez louche, mais qui n'était pas encore du pus.

Après cette ponction, amélioration de l'état du malade ; amélioration qui ne dure pas. Nécessité d'une troisième ponction. Celle-ci est sans effet.

Elle fait sortir pourtant quelques grumeaux de pus. On se décide à l'empyème qui est pratiqué par M. Lannelongue le 31 janvier. Il s'écoule une assez grande quantité de pus mêlé à des fausses membranes. Un drain est établi dans la cavité pleurale et on fait des lavages phéniqués.

Les premiers jours, le pansement est inondé par le pus qui sort du drain et de la plaie.

Vers le 9 février, la suppuration commence à diminuer notablement, et le 22 les lavages ne ramènent presque plus de pus. L'état général s'améliore beaucoup ; l'appétit revient. A partir de ce moment, l'enfant entre en pleine voie de guérison, ne conservant qu'une cicatrice de la plaie de son phlegmon.

· OBSERVATION II

Abcès sous-pectoraux, suivis de pleurésie double.
(Thèse du Dr Legrand, Paris 1876).

P..., soldat au 78° de ligne, âgé de 22 ans, entre au Val-de-Grâce, salle 30, le 28 novembre 1875. Il est atteint de fièvre typhoïde. La maladie évolue, les symptômes disparaissent, l'état géréale s'améliore.

Pendant tout le mois de janvier, le malade est considéré comme convalescent. La fièvre, la bronchite, la diarrhée disparaissent. Le malade se lève un peu, a de l'appétit, mange, et dit même ne pouvoir se rassasier. L'amaigrissement est considérable.

Le 2 février. — Le malade se plaint, depuis quelques jours, de frissons le soir ; d'une certaine gêne dans les mouvements du bras gauche, de douleur à la région précordiale. M. Laveran, dans le service duquel se trouve le malade, constate au bord inférieur du grand pectoral une tumeur fluctuante, profonde, de petit volume. Il fait écarter le bras du corps, fait une incision le long du bord inférieur du grand pectoral (peau et aponévrose), et aussitôt un jet de pus verdâtre, de bonne nature, venant évidemment de la gaîne du muscle qui bridait le foyer, s'élance à plus de 0^m50. On en recueille trois cuillerées environ.

Du 3 au 5. — Suppuration abondante. La pression, dans toute l'étendue du muscle pectoral fait sortir une grande quantité de pus, toujours de bonne nature. Le malade a cependant de l'appétit. Un peu de diarrhée.

Du 5 au 8. — La suppuration se tarit peu à peu. On sent sous l'incision un noyau induré.

Le 9. — Le malade a eu hier soir un frisson. Diarrhée.

Du 10 au 13. — Les frissons se renouvellent. La diarrhée persiste.

Du 13 au 15. — Point de côté à droite avec dyspnée assez vive. L'amaigrissement fait de rapides progrès. L'examen de la poitrine donne matité à droite, jusqu'à l'épine de l'omoplate, à peine marquée à gauche, à la base. Pas de vibrations thoraciques dans ces points. A droite, absence de la respiration, souffle doux, égophonie. A gauche, râles crépitants, à la partie inférieure du poumon en arrière. Expectoration mucoso-purulente.

Le 16. — Mêmes phénomènes. Dyspnée plus vive.

Le 17. — Matité jusqu'à l'épine de l'omoplate, à droite. Absence des vibrations des deux côtés, en arrière. Pas de souffle. Absence de la respiration. En avant, sonorité exagérée et râles abondants. Pas de diarrhée. Pouls à 120. On a affaire à une pleurésie double.

Du 18 au 19. — Râles trachéaux s'entendant en arrière à travers l'épanchement. Souffle à gauche.

Du 20 au 23. — La respiration redevient perceptible. Retour de la diarrhée.

Le 24. — A gauche, sonorité normale en avant. Le cœur n'est pas refoulé. Frottements pleuraux en arrière. A droite, matité persistant jusqu'à l'épine de l'omoplate avec silence respiratoire à la base. Râles muqueux en haut.

L'état adynamique empire, et le malade meurt le 29.

Autopsie faite vingt-quatre heures après la mort. — Le sujet est très amaigri. La cavité péritonéale contient un peu de liquide. Quelques anses intestinales adhèrent entre elles. Rate, foie et reins sont sains. L'intestin grêle présente à sa terminaison de nombreuses traces d'ulcération des plaques de Peyer. Dépressions à fond plat, ardoisé, à bords réguliers, très nets, de la dimension de lentilles.

Cavité thoracique. — En coupant les cartilages costaux pour enlever le sternum, on trouve plusieurs foyers purulents du volume d'une grosse noix, pleins de pus crémeux, bien lié. Ils occupent les 3e, 4e, 5e, espaces intercostaux à gauche, les 5e et 6e à droite et sont logés dans l'épaisseur de la paroi thoracique, en faisant saillie du côté de la plèvre pariétale qui leur sert de paroi interne.

Les plèvres contiennent trois ou quatre litres de liquide purulent. Elles ne sont pas adhérentes, mais tapissées d'une couche épaisse de fausses membranes jaunes, tomenteuses, dont l'épaisseur est de plus d'un centimètre en certains points.

Le tissu pulmonaire est parsemé de collections purulentes, peu volumineuses, surtout aux sommets. Elles ont l'aspect d'abcès métastiques. Pas de pneumonie proprement dite.

On ne sent plus à travers les téguments le noyau induré. L'incision est cicatrisée, ainsi que le trajet fistuleux. La partie superficielle du grand pectoral a une coloration normale, et au-dessous on trouve l'ancien foyer.

Le cœur est sain.

OBSERVATION III

Empruntée au mémoire de Broca (1).

Mammite aiguë. — Pleurésie.

Il s'agit d'une femme d'environ 35 ans qui fut admise à l'Hôtel-Dieu dans l'hiver de 1848, pour un phlegmon aigu de la mamelle gauche.

---

1. Broca, *loc. cit.*

Masclanis

4

Le mal s'était développé pendant la durée de l'allaitement. La mamelle était très volumineuse, très tendue, et dans l'origine, on ne percevait pas de fluctuation. On employa d'abord les sangsues et les cataplasmes. La malade avait de la fièvre depuis quelques jours ; elle souffrait du côté gauche, ce que nous avions cru devoir rapporter à l'inflammation de la mamelle. Mais un jour il survint une toux un peu vive, qui me fit supposer que l'inflammation avait gagné la plèvre. Ayant fait asseoir la malade, je reconnus à l'auscultation une diminution manifeste du murmure respiratoire, dans la partie inférieure du poumon gauche, et la percussion indiqua une matité très nette dans toute l'étendue correspondante. C'était au moment de la visite du soir. Je priai mon collègue, M. Macquet, de constater ces signes, et il pratiqua, séance tenante, une saignée.

Le lendemain matin, Blandin reconnut aussi l'existence de la pleurésie. Il ouvrit l'abcès de la mamelle et fit appliquer de larges vésicatoires sur la moitié gauche du dos. La malade fut mise à la diète. Je ne saurais dire si elle fut soumise à de nouvelles évacuations sanguines. Quoi qu'il en soit, les accidents se dissipèrent heureusement, l'épanchement pleurétique fut résorbé, la mamelle se cicatrisa, et la malade quitta l'hôpital parfaitement guérie.

Observation IV

(Thèse du Dr Briband, Paris, 1850).

Abcès sous-pectoral gauche, suite d'un coup porté au-dessus du mamelon, l'abcès est ouvert le lendemain de l'entrée du malade, vingt jours après avoir reçu le coup. Trois semaines après le malade mourut d'infection purulente.

L'autopsie permit de constater une pleurésie subaiguë du côté gauche et des adhérences du poumon à toute cette partie de la cage thoracique répondant au foyer sous-pectoral, à l'aide de fausses membranes épaisses et consistantes.

OBSERVATION V

(Dr Briband).

Abcès sous-pectoral gauche ayant fusé dans l'aisselle. Il est fait des ouvertures nombreuses mais un peu tardives. Exacerbation fébrile, le soir, toux, matité de tout le poumon gauche. Mort. L'autopsie démontra qu'il n'y avait aucune communication entre l'abcès et la cavité pleurale. On constata en outre dans ce même poumon l'existence de deux pleurésies circonscrites par des adhérences anciennes.

OBSERVATION VI

(Empruntée à la thèse du Dr Demartial, Paris, 1875)

Le 15 octobre 1874, entrait dans la salle Sainte-Vierge, hôpital de la Charité, service de M. le professeur Gosselin, le nommé G... Auguste, garçon de magasin, âgé de 19 ans. Ce jeune homme, est de constitution robuste, bien musclé, sans aucune trace de scrofule. Il a toujours joui d'une bonne santé jusqu'à ces derniers temps. Il se sentait fatigué depuis quelques jours, lorsqu'il fut pris d'une douleur vive, avec un léger gonflement de la paroi latérale du thorax ; il avait de la fièvre, accompagnée de céphalalgie, de brisement dans les membres, de soif vive avec chaleur à la peau. A son entrée à l'hôpital, où fut porté le diagnostic de phlegmon aigu des parois thoraciques : peu de douleur dans le côté dont souffre le malade, si on n'y touche pas. Sur la partie latérale du thorax, on trouve, à partir de la base de l'aisselle, un léger gonflement peu appréciable à la vue, si ce n'est par la comparaison du côté malade avec le côté sain. Mais par le palper, outre que l'on éveille, comme nous l'avons dit, une douleur assez vive, on constate une rénitence pâteuse et diffuse.

Application de six ventouses scarifiées ; cataplasmes.

16 octobre. — L'état général est le même. Localement, le gonflement est plus net, il s'accompagne d'un peu de chaleur à la peau ; la douleur est plus vive même spontanément.

17. — Plusieurs frissons de courte durée. Le palper fait sentir un œdème dur, rénitent, étendu du creux axillaire dans lequel on peut le trouver, jusque vers la base du thorax. On ne constate pas de fluctuation.

20. — Anxiété. Dyspnée. On sent une fluctuation qui semble assez profonde. Une incision longue de huit centimètres, sur la ligne axillaire et partant de la base de l'aisselle, donne une issue à environ un verre de pus blanc, crémeux, épais.

21. — La journée d'hier a été marquée par une sensation de mieux manifeste ; mais ce matin, malgré un état local satisfaisant, et une suppuration peu abondante, il existe un état de prostration évident qui persiste pendant les journées des 22, 23, 24. Le phlegmon s'est détergé, les parties voisines ne sont pas œdémateuses.

Le 25. — Le faciès devient meilleur : le pouls est moins dépressible, l'état général s'améliore. On s'aperçoit en pansant le malade, que par la pression, au niveau du bord axillaire de l'omoplate, vers sa partie moyenne, on fait couler du pus par l'incision. M. Gosselin pose aussitôt un tube à drainage, et s'assure en même temps, qu'il n'existe aucune lésion appréciable du squelette, et que la collection est bien sous-cutanée en avant.

A partir de ce jour, amélioration progressive générale, mais sans changement local. Nous arrivons ainsi jusqu'au 1er novembre. Le malade se plaint de nouveau d'avoir la respiration courte, d'être très oppressé.

L'examen du thorax qui, jusqu'à cette époque, n'avait fourni aucun symptôme de lésion pleurale, permet cette fois de constater à droite de la submatité remontant jusqu'à l'angle de l'omoplate, submatité accompagnée de diminution des vibrations thoraciques. Il y a pleurésie. Larges vésicatoires.

2. — L'épanchement a augmenté, égophonie et matité absolue.

3. — Respiration plus libre, plus facile, mêmes signes locaux.

4. — Gêne nouvelle, dyspnée plus grande, diminution de l'épanchement à droite, mais submatité à la base gauche en arrière avec quelques râles sous-crépitants. Nouveau vésicatoire de ce côté.

5. — Amélioration évidente à droite, mais matité plus étendue avec souffle doux à gauche. Les orifices de l'abcès continuent à donner issue à un pus louable et toujours en assez faible quantité.

15. — Guérison complète de la complication pleuro-pulmonaire ; retour de l'appétit, disparition de la fièvre ; il ne coule presque plus rien par le drain qu'on retire.

20. — Le trajet occupé autrefois par le drain tend à se combler, et le 23 décembre, le malade sort guéri. Les orifices de l'abcès se sont fermés peu à peu et au jour de l'exeat, il n'existe plus qu'une induration indolente, du volume du doigt environ, et étendue verticalement à la place où le phlegmon avait débuté.

OBSERVATION VII (Dr Demartial).

Il s'agit d'un homme de 52 ans, qui entre le 20 novembre 1874, dans le service de M. le professeur Gosselin, pour un phlegmon aigu primitif des parois latérales du thorax, phlegmon volumineux dont les bords pâteux s'élevaient en avant jusqu'à la base de l'aisselle sans y pénétrer, en bas, jusqu'au delà de la base du thorax, mais qui en arrière, ne dépassait pas le bord du grand dorsal. La partie centrale de ce phlegmon offrait une teinte rouge, livide, tandis que sa périphérie était rosée. On y sent un véritable flot, qu'on peut évaluer à 15 centimètres de long, sur 7 à 8 de large.

L'examen du thorax permet de constater qu'il n'y a pas de lésion pleurale.

L'examen des parties voisines du phlegmon, les commémoratifs, l'examen des urines, ne permettent d'expliquer la collection purulente que par un état constitutionnel.

M. Gosselin place un tube à drainage suivant la direction du plus grand diamètre de cette tumeur. Il s'assure en même temps que le foyer est tout entier sous-cutané et qu'il n'y a point d'os altéré. Cataplasmes.

Le 22 novembre. — A la suite de l'ouverture faite la veille, mieux sensible ; mais le cataplasme est inondé de pus séreux et mal lié.

Le malade retombe bientôt dans un état de prostration qui persiste malgré les toniques administrés à l'intérieur.

20 décembre. — Aucune modification locale. L'examen du thorax ne fournit pas d'autres signes que ceux observés à la rentrée.

9 janvier 1875. — La dyspnée qui avait toujours existé, mais modérément justifiée par la bronchite dont souffrait le malade, prend une nouvelle intensité. L'examen du thorax, montre de nouveaux phénomènes. A gauche, du côté où siège le phlegmon, dans tout le lobe inférieur, matité et râles sous-crépitants fins. Vésicatoire en arrière.

10. — Souffle au sommet droit, râles et matité s'étendant vers la partie moyenne. Suppuration toujours fétide.

Le malade meurt le 14 janvier.

Autopsie. — L'examen cadavérique révèle les lésions suivantes ; le phlegmon est sous-cutané, et ne se prolonge pas sous les muscles. Le grand dentelé et les côtes sont sains. La cavité pleurale droite ne présente rien de remarquable, mais la gauche est garnie de fausses membranes. Le poumon engoué et emphysémateux à gauche est induré dans la moitié supérieure droite. A la coupe, on constate des noyaux grisâtres du volume d'une noisette et de petites excavations, se rattachant évidemment à une évolution tuberculeuse.

Nous ne citerons pas cette observation, comme étant la plus favorable au sujet que nous traitons ; car on peut nous objecter que la pleurésie que l'on a constatée dans ce cas était tout simplement sous la dépendance de l'affection tuberculeuse. Cette observation nous semble cependant avoir quelque valeur, surtout ajoutée aux autres, et si l'on songe que la pleurésie que l'on a constatée était du même côté que le plegmon. De ce côté d'ailleurs le poumon n'était pas encore atteint.

Observation VIII (D' Demartial).

Il s'agit d'un jeune homme, âgé de 20 ans, qui le 18 décembre 1874, entrait à l'hôpital de la Charité, dans le service de M. le professeur Gosselin.

Ce jeune homme a toujours joui d'une bonne santé. Jusqu'à ces derniers jours, il s'est bien porté, malgré les fatigues de son état (porteur d'eau).

Depuis quelques jours, il se sentait moins vigoureux, quand il fut pris, il y a quatre jours, de fièvre intense et en même temps d'une douleur vive à la partie la plus inférieure du creux de l'aisselle droite. Ces accidents augmentant, il demanda son admission à l'hôpital.

État à l'entrée : Décubitus dorsal, facies prostré, soif vive, céphalalgie intense, langue sèche ; pas de phénomènes thoraciques ou abdominaux. Localement, on trouve occupant la paroi interne du creux axillaire, mais se prolongeant jusqu'au tiers inférieur du thorax, un gonflemement douloureux, oblong, rénitent avec douleur et chaleur des téguments. Quoique occupant une partie du creux axillaire, ce phlegmon ne peut pas cependant être considéré comme propre à cette région, puisqu'il n'a pas envahi son excavation, qu'il laisse le bras suffisamment mobile et descend beaucoup trop bas. Il s'agit donc d'un phlegmon de la partie supérieure de la région latérale du thorax, phlegmon auquel on ne peut d'ailleurs trouver d'autre cause qu'une cause constitutionnelle. On ne constate aucune lésion de voisinage ; pas de lymphangite antérieure du bras ou de l'avant-bras.

20 décembre. — Même état général qu'à la rentrée. Le malade offre un aspect typhoïde complet. Le phlegmon s'est étendu surtout en avant où l'œdème arrive jusqu'au voisinage du mamelon. On sent à la partie centrale qui a pris une teinte rouge foncée, un commencement de fluctuation. Incision de six centimètres donnant issue à un pus mêlé de sang. Les parties incisées paraissent être infiltrées d'un pus non encore collecté.

Cataplasmes ; vin de quinquina.

21 décembre. — Le malade a été soulagé par l'incision. Il s'est retourné dans son lit ; mais ce matin, les forces sont de nouveau prostrées. Même traitement.

25 décembre. — La plaie se déterge ; l'œdème périphérique a diminué ; mais la suppuration est plutôt séro-purulente que franchement purulente ; quelques tractus celluleux grisâtres. Pus fétide.

Aucun trouble du côté de la plèvre ou du poumon. L'aspect général a la plus grande ressemblance avec celui de la fièvre typhoïde, depuis hier, le ventre est ballonné, il n'y a pas de douleurs dans la fosse iliaque droite, mais le malade a eu une selle diarrhéique.

28 décembre. — On entend à la pointe du cœur, au niveau de l'orifice mitral, un léger souffle. La question d'endocardite est posée, mais non résolue.

29 décembre. — Rien de nouveau à signaler.

31 décembre. — Les symptômes du côté du cœur restent stationnaires ; s'il y a endocardite, elle doit être ancienne ou tout au moins très faible. Pas de changement dans l'état local. L'état typhoïde persiste. La température varie entre 39° et 40°.

2 janvier 1878. — Le phlegmon se déterge et prend un meilleur aspect, mais l'état général ne se modifie pas, il est même aggravé par suite d'une dyspnée assez considérable. On trouve à la percussion un peu de submatité en arrière à la base de la poitrine, à gauche, du côté opposé au phlegmon.

3 *janvier*. — Les signes thoraciques s'accentuent.

Crachats légèrement adhérents, râles humides, fins à gauche; matité à la base avec diminution des vibrations thoraciques. Pleuro-pneumonie.

4 *janvier*. — Malgré l'application d'un large vésicatoire, l'épanchement augmente. Matité absolue, égophonie, souffle doux. Rien d'anormal à droite.

5 *janvier*. — Mêmes signes thoraciques, même état général grave. Un point phlegmoneux nouveau se montre au-dessous du premier le long de la ligne axillaire.

10 *janvier*. — L'épanchement persiste, malgré les vésicatoires répétés; il s'élève jusqu'au dessus de l'angle de l'homoplate et ne déplace pas le cœur, que l'on sent et que l'on entend à sa place. Le nouvel abcès a été ouvert. Pus assez franc. L'état général s'améliore; la fièvre diminue, l'appétit se réveille, la torpeur s'efface.

16 *janvier*. — Malgré la lenteur qu'on observe dans la marche de la guérison des deux abcès, malgré la persistance de l'épanchement pleural gauche, il existe un mieux être général tel que le malade demande à se lever. Cette permission lui est refusée; toutefois, on ne doute pas de la guérison. Cependant le même jour, 16 janvier, le malade meurt subitement en finissant de souper.

L'autopsie fournit les renseignements suivants : pas d'embolie, ni du cerveau, ni du poumon. Cerveau sain, poumon et plèvre intacts à droite; à gauche le poumon est refoulé en haut et en dedans; épanchement séro-albumineux de la valeur d'un litre et demi environ. Le cœur est à sa place, ne présentant qu'une légère induration du bord libre de la valvule mitrale. Aucune rupture ni perforation de l'estomac ou de l'intestin. Celui-ci présente à l'examen des ulcérations des plaques de Peyer et des follicules clos isolés : ces ulcérations sont en voie de réparation. Les ganglions mésentériques, la rate sont augmentés de volume.

Quant aux foyers phlegmoneux, ils sont sous-cutanés, sans altération du grand dentelé ni du squelette.

Observation IX (D' Guérineau) (résumée)

C'est un jeune homme de 19 ans, à constitution chétive, qui, après divers symptômes peu nets, présente à la partie droite et postérieure du thorax, une tumeur molle et fluctuante qui s'ouvre au dehors. Puis un jour apparaît une autre tumeur, présentant les mêmes symptômes sur la paroi latérale du cou, à droite, immédiatement au-dessus de la clavicule. Une nuit le malade se réveille en sursaut, et après une quinte de toux vomit une quantité abondante de pus. La tumeur diminue

Ceci se reproduit plusieurs fois. Enfin le malade meurt, et l'on voit à l'autopsie qu'on a eu affaire à un abcès par congestion, qui s'était par deux voies ouvert une communication avec les bronches. Les deux feuillets de la plèvre s'étaient épaissis et adhéraient à ce niveau, de manière à isoler la cavité pleurale du trajet de l'abcès. Le tissu pulmonaire est ramolli, les cellules pulmonaires détruites, et les bronches communiquent largement avec le foyer.

Nous empruntons au mémoire de Broca, les quatre observations qui suivent et que nous ne faisons qu'indiquer ; elles se rapportent toutes à des pleurésies qui ont succédé à des inflammations thoraciques, consécutives à des opérations.

Observation I. — Tumeur du sein (hypertrophie mammaire) opération, érysipèle, pleurésie, mort). Plusieurs points sont mis en évidence par cette observation. L'opération avait été simple ; par elle-même, elle était des plus innocentes. Pendant quatre jours, tout alla bien. Le cinquième jour, troubles généraux, fièvre ; le septième jour, toux, douleur de côté, début de pleurésie, matité ; épanchement.

La mort survenue le dixième jour permit de suivre pas à pas sur le cadavre la marche de l'inflammation. Abcès intercostal ayant causé l'inflammation sous-pleurale et la pleurésie.

L'inflammation, en passant par les deux muscles intercostaux, s'est affaiblie ; mais elle a repris plus loin une nouvelle intensité, et parvenue à la plèvre, elle s'y est rapidement étendue à sa surface.

Obs. II. — Cancer du sein volumineux ; opération, érysipèle, pleurésie, mort.

Obs. III. — Cancer du sein et de l'aisselle ; opération, pleurésie, mort.

Obs. IV. — Tumeur du sein ; opération, érysipèle, mort. Vive injection de la plèvre correspondante.

Broca ajoute qu'il est très vraisemblable que la complication de pleurésie peut se présenter dans les opérations beaucoup plus rares que l'on pratique sur les autres points de la paroi thoracique.

Leplat, dans son mémoire, dit qu'il a eu occasion d'observer dans un espace de temps assez court, quatre abcès des parois thoraciques, évidemment consécutifs à des pleurésies récentes ou anciennes. Ils ne communiquaient pas avec la paroi thoracique, puisqu'ils n'étaient pas réductibles et ne changeaient que très peu de volume avec les mouvements de la respiration. Dans ces cas, il y avait eu évidemment propagation de l'inflammation de la plèvre à la paroi thoracique.

Observation I. — Il s'agit d'un homme de 28 ans, qui entra le 3 mai 1864 au Val-de-Grâce, pour une pleuro-pneumonie du côté gauche. A ce moment, aucune trace d'abcès des parois thoraciques. État général mauvais. Au mois d'octobre, l'examen de la région thoracique fait découvrir une tumeur saillante et circonscrite au niveau de la mamelle gauche. Fluctuation manifeste. On ouvre l'abcès ; suppuration interminable. Mort par fièvre hectique. Les côtes n'offrent pour toute lésion qu'un épaississement du périoste.

OBSERVATION II. — C'est un garde de Paris, âgé de 29 ans, de bonne constitution, qui à la suite d'un refoidissement, a été pris d'un frisson, suivi d'une douleur de côté assez vive ; il entre au mois de février 1863, au Val-de-Grâce, où on constate une pleurésie aiguë. Après un séjour de quatorze jours à l'hôpital, le malade sort sur sa demande, complètement guéri ; il lui reste une douleur de côté sensible dans les grandes inspirations. A l'auscultation, on perçoit un frottement pleural. Le malade reprend son service et s'en acquitte suffisamment. Au mois d'août de la même année, cet homme s'aperçoit de la production d'une petite tumeur molle, indolente, située au dedans du mamelon du côté gauche.

Le 6 octobre. — Il entre de nouveau à l'hôpital. On ouvre l'abcès formé et par l'incision qui est faite, il est impossible de reconnaître une carie ou une nécrose des côtes. État général bon.

OBSERVATION III. — Abcès des parois thoraciques, suite de pleurésie ancienne. Mort. Autopsie.

Paget, soldat de 29 ans, bonne constitution, entre au Val-de-Grâce, le 16 avril 1864. Point de côté à gauche, signes évidents de pleurésie : matité, souffle. Pendant trois mois il suit un traitement approprié aux épanchements chroniques, sans que la maladie arrive à une guérison complète. Vers le commencement du mois d'août, apparition d'une petite tumeur sur la partie inférieure et latérale de la poitrine, au niveau de la huitième côte. Au bout de huit jours, elle est de la grosseur d'un œuf, dure, tendue, indolente, irréductible, avec fluctuation, difficilement appréciable à cause de la tension des parois. Abcès profondément situé au-dessous du muscle grand dorsal, comme on a pu s'en assurer par une ponction faite au mois de septembre. Exploration minutieuse, pas de gonflement osseux, ni douleur fixe accusant une ostéite ancienne. Le stylet ne rencontre aucune surface dénudée.

OBSERVATION IV. — Abcès froid des parois thoraciques, suite de pleurésie subaiguë.

Le nommé .... garde de Paris, 41 ans, forte constitution, tempérament lymphatique, entre le 22 mars 1864 à l'hôpital pour la première fois. Il présente tous les signes classiques d'un épanchement, occupant la moitié inférieure du côté droit ; il sort à peu près guéri ; mais un mois après il rentre à l'hôpital, parce qu'il s'est aperçu du développement d'une tumeur sur les parois de la poitrine. Abcès volumineux dans la région dorsale, situé profondément sous le grand dorsal et le trapèze. Il est ouvert le 21 octobre, dans sa partie la plus déclive ; le pus sort abondant et bien lié. L'exploration par la sonde ne fait constater ni dénudation, ni rugosité costales.

Dans les mémoires de médecine et de chirurgie militaires (t. LVII, p. 94), Laveran rapporte l'observation d'un soldat, âgé de 24 ans, bonne constitution, qui entre dans son service, au Val-de-Grâce, le 4 août 1864, avec les symptômes d'une pleurite étendue. Le 12, on constate l'apparition d'une tumeur phlegmoneuse dans l'aisselle droite. L'ouverture, faite le 21, donne issue à une énorme quantité de pus.

Le malade succomba le 31 août. Pas de communication entre l'abcès de l'aisselle et la plèvre. Épanchement de sérosité citrine dans la cavité pleurale.

Nous croyons avoir cité un nombre de faits suffisants pour qu'on ne mette pas en doute cette dépendance dans laquelle se trouvent, vis-à-vis l'une de l'autre, l'inflammation de la paroi thoracique d'une part, et l'inflammation de la plèvre d'autre part ; nous ferons observer en particulier, qu'on devra songer surtout à la complication de pleurésie, toutes les fois qu'on se trouvera en présence d'un phlegmon de l'aisselle, qui aura peu de tendance à se circonscrire.

TRAITEMENT

Peut-on empêcher la propagation de l'inflammation ? Très difficilement dans certains cas ; cependant, il arrive bien des fois que le chirurgien, en intervenant activement, peut s'opposer à cette extension, surtout lorsqu'il s'agit de collections purulentes. Roux et Bérard (1) conseillent d'ouvrir avant le terme de leur maturité parfaite, les abcès de l'aisselle, du pourtour de l'anus et de quelques autres parties abondamment pourvues de tissu cellulaire, afin d'éviter les ravages que causeraient les progrès de la suppuration et aussi les abcès très voisins de quelque cavité comme la poitrine, l'abdomen, une grande articulation, cavité dans laquelle il pourrait se faire un épanchement de pus.

Évidemment, ce n'est qu'en ouvrant les abcès qu'on préviendra les désordres qui pourraient résulter de l'extension de l'inflammation. Velpeau insiste, à ce propos, d'une manière toute spéciale, sur les abcès sous-mammaires. « Les abcès sous-mammaires, dit-il, réclament toute l'attention des praticiens. S'il est vrai que quelques-uns d'entre eux, viennent à la fin, se faire jour au pourtour du sein, il l'est aussi que le plus grand nombre se frayeraient une autre voie, si on les laissait marcher. »

Une fois que ces abcès sont établis, Velpeau pense que le remède essentiel et pour ainsi dire le seul efficace de ce

1. Loc. cit.

genre d'abcès à l'état simple, est le bistouri. Il conseille de faire une incision en dehors de la glande, vers le point où les téguments paraissent le plus amincis.

Il ne faudra donc jamais, même pour les abcès se développant en d'autres points de la paroi thoracique, abandonner à la nature le soin de leur ouverture. Lorsque la suppuration sera très abondante on n'oubliera pas d'établir un drain dans la plaie.

Maintenant, de ce que la pleurésie peut succéder à une inflammation traumatique, survenue après une opération pratiquée sur le sein par exemple, devra-t-on renoncer, parce qu'on craindra cette complication, à pratiquer l'opération ? Evidemment non. Quelles que soient d'ailleurs les complications qu'on ait à redouter, lorsqu'une opération chirurgicale est devenue nécessaire, on la pratique quand même ; et la pleurésie n'est pas toujours une complication fâcheuse, il faut bien le dire.

Quant à la pleurésie elle-même, il ne sera pas très commode de la traiter, au moins localement, dans la plupart de ces cas. Aussi devra-t-on songer aux médications internes, et considérer pour cela l'état général du sujet.

CONCLUSIONS.

Nous croyons pouvoir conclure de cette étude : 1° qu'il existe des pleurésies secondaires consécutives à une inflammation ayant pris naissance en un point de la paroi thoracique, que cette inflammation soit spontanée ou provoquée.

2° On ne doit point voir dans ces pleurésies seulement un fait de coïncidence ; la chaîne des parties enflammées s'étendant du foyer primitif au foyer secondaire, la propagation de l'inflammation existe réellement. On ne doit pas la rejeter parce qu'on trouvera des tissus qui paraissent absolument sains, entre les deux foyers, vu que dans certains tissus, l'inflammation au premier degré ne laisse pas de traces.

3° La pleurésie produite par un abcès des parois thoraciques n'est pas toujours nécessairement une pleurésie purulente.

INDEX BIBLIOGRAPHIQUE

Broca. — De la propagation de l'inflammation (Thèse de Paris, 1849).

— Sur la pleurésie secondaire, etc. Archiv. génér. de médec., 1850, t. XXII, p. 385.

Velpeau. — Traité des maladies du sein. — Art. mamelles et aisselle, in Dict. en 30 vol.

Cruveilhier. — Dict. de médec. et chirurg. (1835). Art. Pleurésie.

Gerdy. — Traité de chirurgie pratique, t. II, p. 192, 1852.

Gendrin. — Hist. anatomique des inflammations (art. Inflammation de la plèvre).

Roux et Bérard. — Art. Abcès du Dict. en 30 vol.

Leplat. — Des abcès de voisinage consécutifs à des pleurésies (Archiv. génér. de médec., 1865, t. I, p. 403).

Briband. — Thèse de Paris (1856).

Guérineaud. — Thèse de Paris (1859).

Dolbeau. — Bulletin de thérapeutique, 1872.

Legrand. — Thèse de Paris (1876).

Cornil et Ranvier. — Histologie normale et pathologique.

Chassaignac. — De la suppuration et du drainage.

Lachapelle. — Essai sur la péripleurite (Thèse de Strasbourg, 1869).

———

Mayenne, Imp. A. DERENNE. — Paris, boulev. Saint-Michel 52.

Imp. A. DERENNE, Mayenne. — Paris, boulev. Saint-Michel, 52.

9 782013 582308